TRAITEMENT

FACILE & RATIONNEL

DES

Écoulements aigus et chroniques

CHEZ L'HOMME

MIS A LA PORTÉE DE TOUS

PAR

LE DOCTEUR L.-M.-J. SOLARI

DE LA FACULTÉ DE PARIS, ANCIEN INTERNE DES HOPITAUX,
MÉDECIN DU SERVICE DES MŒURS, A MARSEILLE.

PARIS

Adrien DELAHAYE, Éditeur

23, Place de l'École de Médecine.

INTRODUCTION JUSTIFICATIVE

Nous voyons si souvent les malades atteints d'écoulements contagieux du canal de l'urèthre, recourir à des moyens extrêmes, mauvais ou intempestifs, rechercher les avis des personnes incompétentes ou de gens qui ne savent que les exploiter, que nous avons cru rendre un service réel en indiquant à ces malades, atteints d'affections uréthrales, le traitement le plus rationnel, le plus sûr qui soit capable de les guérir le plus promptement, sans beaucoup de frais.

En assistant presque tous les jours aux malencontreuses habitudes du public toujours alléché par l'annonce d'une guérison certaine, nous nous sommes demandé s'il ne valait pas mieux aller au-devant de ces funestes entrainements, que de laisser ainsi impudemment exploiter les malades par des gens incapables de faire disparaître ces maladies qui s'éternisent, lorsqu'elles sont incomplètement ou maladroitement traitées.

Si, par rare exception, des malades ont vu tarir des écoulements par l'effet d'une injection vantée par l'annonce, combien nombreuses sont les déceptions de ceux qui ajoutent foi trop facilement aux lyriques vertus des nombreux remèdes spéciaux chantés par les inventeurs.

Que d'injections offertes au public sous les garanties les plus diverses, mais souvent fallacieuses ! Que de quantités de copahu inutilement avalées ; heureux encore lorsque ce baume ne produit pas des éruptions dites balsamiques, des crampes d'estomac ou des dérangements intestinaux ! Que de sortes de granules, capsules, dragées, etc., dont les effets sont le plus souvent nuls ou incomplets ; car ces maladies chez l'homme nécessitent presque toujours un traitement EXTERNE et une médication spéciale INTERNE

Aussi que se passe-t-il ordinairement, c'est que les malades se croient guéris, alors que le mal, en se reléguant vers la partie postérieure du canal, n'a fait que changer d'état, en affectant la forme chronique, la plus difficile à guérir.

Il est donc incontestable que jusqu'à ce jour la médecine et la pharmacie n'ont encore mis en vente aucun traitement complet, rationnel, suffisant, local et interne tout à la fois.

C'est cette lacune que nous faisons disparaître en offrant au public cette double médication, basée sur une expérience spéciale de 16 ans, afin que les malades puissent se guérir eux-mêmes, sans s'astreindre à fréquenter le cabinet des médecins spécialistes ; tout autant, bien entendu, que le mal ne se compliquera pas.

Nous avons suivi en cela l'exemple de notre maître, le savant P. Ricord, l'éminent syphilographe de Paris.

Les écoulements aigus (blennorrhagies) maladroitement traités passent le plus souvent à l'état chronique, transformation pathologique qui se manifeste par un écoulement blanchâtre léger (blennorrhée) qui n'apparaît souvent que le matin avant la miction (1). Cette modification fâcheuse à cause de ses suites, est presque toujours le fait : 1° de la mauvaise direction du traitement ; 2° de la cessation trop prompte d'un traitement rationnel ; 3° d'une médication trop irritante ; 4° quelquefois du défaut de privations de rapports sexuels ; 5° des suites d'une surexcitation des organes affectés ; 6° d'un traitement seulement local.

C'est sous cette dernière forme (goutte militaire, blennorrhée) que les écoulements s'éternisent et engendrent des rétrécissements sérieux, très-graves, si le chirurgien n'intervient pas efficacement pour arrêter leur formation ou pour en détruire les traces.

Beaucoup de malades ne veulent pas croire à la formation de ces rétrécissements qui sont plutôt le fait de la durée de l'écoulement que de l'emploi d'injections même irritantes, et cela parce qu'ils urinent assez bien. Nous avons le regret d'affirmer à ces personnes que lorsqu'elles s'apercevront d'une certaine difficulté dans l'action d'uriner, malheureusement le rétrécissement sera presque complet et plus difficile à guérir.

Si nous faisons cet aveu à ces malades insouciants, c'est qu'en chirurgie, comme en toute chose, il vaut mieux *prévenir que d'avoir à guérir le mal.*

Qui oserait trouver mauvais les avertissements sérieux des médecins appelés, plus que tout autre, à observer de nombreux mécomptes, de fâcheuses illu-

---

(1). Action d'uriner.

sions chez les malades atteints d'écoulements chroniques !

C'est précisément parce que la plupart des malades sont assez peu soucieux de ces états maladifs, en apparence légers, des organes génito-urinaires, que nous nous sommes décidé à nous plier au penchant du public, en lui offrant un traitement de toute pièce, normal, scientifiquement et rationnellement institué.

ÉCOULEMENTS AIGUS

Blennorrhagie, Uréthrite, Gonorrhée, Inflammation aiguë du canal de l'urèthre.

CAUSES. — DESCRIPTION. — CONTAGION.

Cette maladie, que l'on contracte ordinairement par l'effet de rapports sexuels avec des personnes infectées, peut aussi être le fait d'un coït répété avec une femme atteinte de flueurs ou pertes blanches ou pendant la période menstruelle (les règles).

La blennorrhagie, appelée aussi chaude-pisse, est une maladie vénérienne, mais non virulente. C'est une affection purement locale, inflammatoire, n'ayant aucun retentissement sur l'économie ; en d'autres termes, c'est une inflammation catarrhale, douloureuse, caractérisée d'abord par une sensation de chaleur, de brûlure, le long du canal, puis par un écoulement qui survient dans les premiers jours de l'invasion de la maladie.

Cette maladie n'a aucun point de contact avec la vérole, ou la syphilis et les chancres simples. Si une infection de ce genre a lieu, elle ne doit être attribuée qu'à l'existence d'un chancre situé dans le canal, comme d'ailleurs on le démontre tous les jours et sans contestation possible au moyen de l'*uréthroscope*, instrument qui permet de constater *de visu* la certitude et la place du chancre intra-uréthral.

D'autres signes peuvent aussi indiquer, sans le secours de cet instrument, l'existence de chancres uréthraux (1).

SYMPTÔMES. — MOYENS DE RECONNAÎTRE LA MALADIE.

Le lendemain ou peu de jours après le coït infectant ou excitant, on éprouve une légère démangeaison au bout, à l'entrée externe du canal de l'urèthre au méat urinaire ; puis quelques heures ou peu de jours après, on ressent une sensation de chaleur, de brûlure tout le long de la verge. Le méat, ouverture du canal, se boursouffle et les bords en deviennent luisants. Bientôt survient un léger écoulement épais, blanc jaunâtre, qui augmente de jour en jour. L'urine en s'échappant fait éprouver une ardeur vive, surtout au commencement et à la fin de la miction ; cette ardeur devient souvent de la véritable douleur ; c'est ce dernier symptôme qui a fait donner à cette maladie le nom de chaude-pisse.

---

(1) Voir notre traité pratique populaire des MALADIES VÉNÉRIENNES, orné de planches et figures coloriées. — 2e édition. — Paris. — Prix : 5 francs. — En vente chez tous les libraires.

TRAITEMENT

Dès que l'on s'est assuré de l'invasion de la maladie, il est urgent de faire taire au plus vite les symptômes inflammatoires.

On devra autant que possible abréger la durée du mal. On évitera ainsi deux dangers sérieux qui peuvent se surajouter, le passage à la chronicité de l'écoulement et la formation de rétrécissements, qui sont le fait de la durée de l'écoulement chronique et NON PAS le fait des injections employées.

Nous n'admettrons jamais qu'il soit utile de laisser couler. Cette opinion n'a pu et ne peut germer que dans l'esprit de gens ignorants les altérations pathologiques du canal.

Le point essentiel est de supprimer d'abord l'inflammation.

On commencera par boire abondamment des sirops diurétiques, tels que celui d'orgeat ou de goudron nitré, que l'on prendra par cuillerées à bouche dans un grand verre d'eau, de 4 à 6 fois par jour, ou bien des tisanes, telles que celle d'orge, de chiendent, de pariétaire. Nous répudions toute tisane émulsive, telle par exemple, que celle de graine de lin. Elles ont le triste privilége de faciliter l'invasion des testicules par la blennorrhagie ou la blennorrhée, d'amener par conséquent l'explosion de *l'orchite*, tuméfaction douloureuse d'une ou des deux parties (du testicule et de ses enveloppes).

Nous conseillons, dans les écoulements douloureux, l'usage d'un ou deux purgatifs salins.

L'usage d'un ou deux grands bains est quelquefois nécessaire.

On se servira de notre INJECTION ROLLAND ANTIBLENNORRHAGIQUE, à étiquette jaune, dès que la douleur n'accompagnera presque plus la sortie de l'urine, c'est-à-dire au deuxième ou troisième jour de l'emploi des tisanes ou sirops diurétiques. Ces injections à base de sels de zinc sont composées de liquides médicamenteux spéciaux qui en activent l'effet curatif. Dès ce moment on fera trois injections par jour, une le matin, une deuxième vers midi et la troisième le soir en se couchant. On urinera d'abord, puis on pratiquera l'injection immédiatement après. On gardera le liquide médicamenteux de l'injection pendant 3 ou 4 minutes. Pour bien effectuer l'injection, on aura soin de presser le gland entre le pouce et l'index de la main gauche pendant que la canule est introduite dans le canal ; on ne lâchera pas le gland en retirant la seringue, on serrera plus fortement au contraire, afin que le liquide ne s'échappe pas.

Ces injections seront continuées jusqu'à ce que l'écoulement cesse complétement.

Pour que la guérison soit sûre, définitive, il faudra, après avoir pratiqué pendant 4 ou 5 jours les injections et tout en les continuant, faire usage des *bols Rolland antiblennorrhagiques*.

Ces bols ou grosses pilules, du poids d'un gramme chacun, sont enfermés dans un étui à étiquette jaune.

Les médicaments balsamiques renfermés dans nos bols sont ceux employés quotidiennement par les célébrités médicales. Le dosage et la nature du mélange sont basés sur l'observation pathologique. Quelle méthode peut être supérieure à celle-là ?

On en avalera trois fois par jour : 1º une heure avant le déjeûner ; 2º une heure avant le dîner ; 3º une heure avant le souper ; 4 chaque fois, en total 12 par jour, jusqu'à la fin du contenu de la boîte. Pour faciliter la descente des bols dans l'estomac, on les avalera avec un peu d'eau ou de tisane. Ils glisseront ainsi plus aisément.

Si la maladie exige une seconde boîte pour arriver à la guérison complète, on laissera s'écouler un temps de quatre à cinq jours entre l'usage de la première et de la seconde boîte.

Deux boîtes suffisent presque toujours pour amener la guérison.

Les malades auront soin pendant tout le temps du traitement de s'abstenir de liqueurs alcooliques, de bière, de vin pur. Ils mangeront les aliments qu'ils voudront. Cependant dans les premiers jours de la chaude-pisse, on devra diminuer un peu la quantité des aliments.

Si les malades observent ponctuellement nos indications, ils verront à coup sûr arriver promptement la guérison de ces affections uréthrales aiguës. Que l'on n'oublie pas que la maladie aiguë guérit plus facilement et plus promptement que l'écoulement chronique appelé goutte militaire.

C'est dire qu'il faut agir, contre l'écoulement aigu hâtivement et activement !

ÉCOULEMENTS CHRONIQUES

INFLAMMATION CHRONIQUE. — BLENNORRHÉE. — GOUTTE MILITAIRE.

Toutes ces différentes expressions s'appliquent à la maladie catarrhale du canal de l'urèthre, dont le premier acte est la période aiguë, qui vient d'être décrite.

Cette deuxième période est donc presque toujours la suite de l'état aigu.

SYMPTOMES. On reconnaît cette affection du canal à l'apparition d'un écoulement peu considérable, ne se révélant souvent que le matin avant d'uriner. Le malade ne pissant pas pendant la nuit, l'écoulement très-léger d'ailleurs s'accumule pendant les 7, 8 ou 9 heures de sommeil, et en pressant légèrement de la base à l'extrémité de la verge, on fait sortir le résultat de cette accumulation. Une goutte épaisse et blanchâtre de muco-pus apparaît au méat urinaire.

Si le malade urine avant d'exercer cette manœuvre sur la verge, cet écoulement n'est plus apparent parce que l'urine a lavé et entraîné avec elle le résultat de ce suintement accumulé pendant la nuit dans le canal.

Cet état chronique est souvent le fait d'un traitement

mal dirigé, incomplet ou mal suivi. Néanmoins, il est des tempéraments, des constitutions individuelles qui comportent plutôt que d'autres un pareil état, soit d'emblée, soit comme conséquence de la chaude-pisse.

Les individus faibles, anémiques, à sang appauvri, ayant un teint blanc, mat, à gencives pâles, à cheveux blonds, sont en général plus difficiles à guérir de ces affections uréthrales.

Pendant les écoulements chroniques, l'émission de l'urine est très-rarement douloureuse ; c'est à peine si quelquefois à la fin de la miction on éprouve un sentiment de légère chaleur.

Le plus souvent les lèvres du méat sont collées, si le malade est demeuré pendant quelques heures sans uriner.

Dans la blennorrhée, les lèvres du méat de l'ouverture du canal sont rosées ; si elles étaient rouges, on devrait soupçonner un état aigu ou un retour à l'état aigu.

TRAITEMENT

Les malades se serviront de l'*injection Rolland antiblennorrhéïque*, à étiquette blanche. Les principes médicamenteux tanniques dominent dans notre injection et s'associent aux sels de zinc et au goudron. Cette association, combinée par suite de l'expérience, active l'effet curatif de notre médicament composé.

Ils feront deux injections par jour, une le matin et une le soir, en se couchant, toujours après avoir uriné. On aura soin de suivre les mêmes instructions décrites

plus haut et de garder l'injection pendant 4 à 5 minutes.

On devra prendre des sirops ou tisanes diurétiques,
mais moins souvent que dans l'état aigu.

Les malades feront usage en même temps de nos
bols Rolland antiblennorrhéïques à étiquette blanche,
dont ils prendront 9 par jour, c'est-à-dire 3 une
heure avant le déjeûner, 3 une heure avant le dîner,
et 3 une heure avant le souper, jusqu'à épuisement
de la boîte.

Les substances balsamiques sont dans ces bols unies
au goudron et au fer.

L'état chronique caractérisé par l'écoulement léger
et apparaissant le matin, est plus long à guérir que
l'état aigu, que la chaude-pisse violente ; aussi aver-
tissons-nous les malades que le plus souvent ils seront
obligés, pour arriver à complète guérison, de faire
usage de 2 ou 3 flacons d'injection antiblennorrhéïque,
et de deux ou trois boîtes de bols antiblennorrhéïques.

Ce n'est souvent que par la persistance dans le
traitement que les personnes atteintes d'écoulement
chronique arriveront à s'en débarrasser tout à fait.

Si les malades sont forts, robustes, le traitement ci-
dessus indiqué sera suffisant. Au contraire, si les malades sont chétifs, pâles, à peau blanche, à tempérament
lymphatique, nous leur conseillons l'usage de la
solution suivante, qu'ils prendront deux fois par
jour, par cuillerée à café dans le premier verre d'eau
et de vin aux deux principaux repas, tout en faisant
usage des injections et des bols.

Tartrate de fer potassique . . . 6 grammes.
Alcool rectifié . . . . 2 —
Eau distillée. . . . . 120 —

Ils boiront du vin à leur repas, selon leur habitude.

Tel est le traitement qui aura raison de ces écoulements interminables qui font le désespoir des malades.

Quelle que soit la nature de l'écoulement, nous conseillons de porter pendant la journée un suspensoir afin de prévenir l'explosion de l'orchite qui peut se manifester pendant l'état aigu comme pendant l'état chronique.

Si, en dépit de tout traitement rationnel, bien suivi, complet, l'écoulement persistait, à quel parti définitif devraient recourir les malades ?

Il leur resterait un moyen sûr de se débarrasser de ce suintement muco-purulent désespérant. C'est de se soumettre au cathétérisme gradué. Il est de notoriété chirurgicale que la ténacité des écoulements tient presque toujours à l'existence d'un rétrécissement du canal, dont les malades n'ont pas toujours conscience.

Cela est si vrai, que 99 fois sur 100 le médecin est certain de trouver un ou plusieurs étranglements sur le trajet du canal des malades atteints de goutte militaire depuis plus de 6 mois.

Le médecin spécialiste, une fois sûr de l'existence

de ces rétrécissements, devra décider son malade à subir ces petites opérations indolores et inoffensives, quand elles sont habilement pratiquées.

Nous affirmons que tous les malades, *sauf d'excep-tionnelles exceptions*, seront guéris par le traitement simultané de l'introduction de bougies graduées en cire ou en gomme et de l'emploi des remèdes que nous venons d'indiquer plus haut, injections et bols antiblen-norrhéïques à étiquette blanche.

Nous faisons pratiquer l'injection immédiatement après la sortie de la bougie introduite. Le liquide médicamenteux agit alors efficacement sur toute la surface du canal dilaté par la sonde.

Nous avons même fait confectionner des bougies médicamenteuses en cire pour les cas les plus rebelles.

Ces bougies remplissent le double office d'agent de dilatation et d'application prolongée du médicament spécial.

Notre méthode est rationnelle, scientifique, basée sur notre expérience dans une des plus grandes villes de France.

Cette notice raisonne et explique notre traitement. Elle facilitera les moyens de reconnaître exactement la nature des écoulements. L'application des remèdes consciencieusement préparés par le pharmacien qui préside à l'exécution de nos formules devient facile, lorsqu'on a lu attentivement cette brochure.

Toutes les conditions d'un traitement mûrement réfléchi et sûrement curatif sont donc remplies.

Nous estimons que le public saura apprécier notre désir de lui être utile. Cette confiance suffira pour nous récompenser de notre labeur.

Docteur SOLARI.

On trouve

Les INJECTIONS et BOLS ROLLAND *contre les écoulements aigus et chroniques* dans toutes les maisons de gros de droguerie pharmaceutique, et pour le détail dans toutes les bonnes pharmacies de France et de l'étranger.

Pour l'exportation, s'adresser chez ROLLAND PHARMACIEN, rue Consulat, 72, à Marseille, et dans les maisons de gros.

N. B. — *Tous les médicaments doivent porter la signature du Pharmacien préparateur.*

Valréas, typ. et lith. Gauthier-Rollin.